Índice

1. Introducción. ....  1

2. Consideraciones iniciales 2

1. Introducción.

Convocadas por la Academia Nacional de Medicina, por intermedio del Instituto de Estudios Oncológicos y ante la iniciativa de la Asociación Argentina de Ginecología Oncológica, las entidades autoras, miembros del Programa Argentino de Consensos de Enfermedades Oncológicas y del Programa Nacional de Consensos Intersociedades, avalan este Consenso Multidisciplinario que aúna los criterios propuestos por los profesionales que se encuentran involucrados en la prevención, diagnóstico y tratamiento de los tumores de ovario.

Las instituciones autoras se comprometen a difundir y promover el uso del contenido de este documento en todas las áreas y entidades responsables del manejo de la salud, institutos nacionales, provinciales, municipales, PAMI, colegios médicos, entidades de medicina prepaga, obras sociales, mutuales, en la Superintendencia de Seguros de Salud de la Nación, hospitales universitarios y comunales, y demás entidades relacionadas, así como su aplicación por todos los especialistas del país

Cáncer de ovario avanzadoDiagnóstico y estadificación

Signos y síntomas

El 75% de las pacientes con cáncer epitelial de ovario (CEO) son diagnosticadas cuando la enfermedad se ha extendido a través de la cavidad abdómino-pelviana o a distancia. Estas pacientes suelen presentar síntomas previos al diagnóstico, como por ejemplo:

- *Distensión abdominal
- *Aumento del diámetro abdominal
- *Dolor pelviano
- *Urgencia miccional
- *Trastornos gastrointestinales
- *Oclusión intestinal

Otros síntomas menos frecuentes e inespecíficos son: dispepsia, fatiga, dispareunia e irregularidades menstruales. El diagnóstico diferencial más frecuente es la patología primaria gastrointestinal o metastásica de otro tumor primario (mama, tiroides, etc.).

Evaluación diagnóstica inicial

- *Examen físico
- Es primordial la realización de un examen físico completo y minucioso. Deben evaluarse también las regiones inguinales, la totalidad del abdomen, el tórax (para descartar derrame pleural), las mamas, las axilas y la región supraclavicular.
- *Ecografía transvaginal y abdominal completa

- Su principal utilidad radica en la caracterización de las masas anexiales, como se mencionó en el Consenso correspondiente.

- La ecografía puede ser el método de sospecha de un estadio avanzado, ya que puede visualizar implantes perihepáticos, periesplénicos, peritoneales superficiales, masas anexiales y líquido ascítico. No obstante, no constituye el método de elección para la estadificación por imágenes por su baja sensibilidad.

- *Marcadores tumorales
    - -

CA 125

    - -

CA 19-9

    - -

CEA (antígeno carcinoembrionario)

En presencia de carcinomatosis, una relación de CA 125/CEA > 25 sugiere un cáncer de origen ovárico y el resultado opuesto sugiere un tumor de origen intestinal.

- *Estudios por imágenes adicionales
- a.

Tomografía computada (TC): es la modalidad diagnóstica de elección para la evaluación prequirúrgica y el seguimiento del cáncer de ovario. Permite al cirujano una mejor planificación quirúrgica, al poder identificar los sitios comprometidos y diferenciar la enfermedad resecable de la no resecable.

Debe solicitarse TC de tórax, abdomen y pelvis con contraste oral y endovenoso, de no mediar contraindicaciones (contrastes yodados). En pacientes con síndrome suboclusivo puede obviarse el contraste oral. Los equipos de última generación de múltiples detectores (multicorte) permiten realizar reconstrucciones volumétricas y multiplanares con una resolución óptima y son preferibles a los equipos helicoidales simples, de estar disponibles.

- b.

Resonancia magnética (RM): por su gran caracterización tisular es una excelente modalidad diagnóstica para evaluar la relación del tumor con los órganos adyacentes y la pared pelviana. Puede solicitarse en casos puntuales para una mejor planificación quirúrgica.

Para obtener información diagnóstica debería realizarse en equipos de alto campo (1,5 o 3 Tesla), con protocolos de exploración específicos. Los equipos de bajo campo y los abiertos no se recomiendan para la realización de estos estudios. Se sugiere utilizar contraste endovenoso (gadolinio), de no mediar contraindicaciones.

- c.

Tomografía computada por emisión de positrones (PET/TC) con 18-fluordesoxiglucosa (18-FDG): no es superior a la TC y/o RM en la evaluación prequirúrgica. Su principal indicación es ante la sospecha de recaída (clínica y/o aumento de marcadores) con imágenes convencionales negativas o dudosas, ya que posee mayor sensibilidad y especificidad para diferenciar recidiva de cambios anatómicos posquirúrgicos, así como en la detección de implantes peritoneales y adenopatías. Vale aclarar que el estudio de PET/TC tiene un límite de resolución que ronda los 5-10mm.

- **d.**

Evaluación gastrointestinal: se debe solicitar una videocolonoscopia y/o una endoscopía digestiva alta ante la posibilidad de un compromiso primario o secundario del aparato digestivo (p. ej. tumor de Krukenberg), dado que el ovario es un sitio de metástasis frecuente de estos tumores.

- **e.**

Mamografía bilateral: los ovarios también pueden ser sitios de metástasis del cáncer de mama, o existe la posibilidad de estar ante la presencia del síndrome de cáncer de mama-ovario.

- **f.**

Biopsia guiada por imágenes, paracentesis o toracocentesis: en algunos casos puntuales, por ejemplo en enfermedad voluminosa, paciente con bajo *performance status*, o ante diagnóstico incierto, se ha propuesto la realización de estos procedimientos para determinar la mejor estrategia terapéutica.

- g.

Videotoracoscopia asistida: para decidir la estrategia terapéutica en una paciente con alta sospecha de enfermedad torácica.

- h.

Laparoscopia inicial: en estadios avanzados permite evaluar con bastante exactitud la posibilidad de una resección óptima y convertir la cirugía en un abordaje convencional. Si esto no es posible, da la oportunidad de evaluar el compromiso de los órganos abdominales y tomar biopsias para confirmar diagnóstico.

Estadificación de la Federación Internacional de Ginecología y Obstetricia (FIGO) para cáncer de ovario, trompa de Falopio y peritoneo

Dado que el cáncer primario peritoneal y el cáncer de trompa de Falopio son neoplasias malignas poco frecuentes que tienen muchas similitudes con el cáncer de ovario, clínicamente estos tres cánceres se manejan de forma similar.

Estadio III: tumor de uno o ambos ovarios, de una o ambas trompas, o tumor peritoneal primario, con diseminación (confirmada citológica o histológicamente) al peritoneo fuera de la pelvis, y/o metástasis en ganglios linfáticos retroperitoneales.

Estadio IV: metástasis a distancia, excluyendo metástasis peritoneales.

(Para la clasificación completa remitirse al anexo 1 y2 de la estadificación FIGO 2014).

Abordaje quirúrgico

Cirugía primaria

Este procedimiento debe ser llevado a cabo por ginecólogos oncólogos suficientemente entrenados para realizar una completa cirugía de citorreducción: intervenciones quirúrgicas intestinales y urinarias, y resolver las complicaciones suscitadas. Debe ser realizado en un centro de salud de alta complejidad, preparado para esta cirugía y el seguimiento posoperatorio inmediato.

Es conveniente recordar que el pronóstico del cáncer de ovario se ve afectado por los siguientes factores:

- -

Una correcta estadificación quirúrgica, al momento del diagnóstico.

- -

El conocimiento del subtipo histológico y grado de diferenciación, junto con otros factores pronósticos histológicos.

- El volumen de la enfermedad residual (luego de la cirugía primaria).

La paciente tiene que cumplimentar la evaluación de riesgo quirúrgico en forma completa, recibir profilaxis antibiótica y antitetánica, hacer la preparación intestinal por eventual resección y heparina en dosis antitrombínicas.

De ser posible, se podrá complementar la profilaxis antitrombótica con heparina en dosis antitrombínicas y compresión neumática intermitente de miembros inferiores durante el acto quirúrgico y el posoperatorio inmediato.

En caso de utilizar heparina de bajo peso molecular, se debería continuar durante el primer mes del posoperatorio.

Se entiende por cirugía primaria a la intervención que se realiza en una paciente virgen de tratamiento. Tiene tres objetivos fundamentales:

- Confirmar el diagnóstico sospechado de cáncer.

- Efectuar una correcta estadificación.

- Dejar la menor cantidad posible de enfermedad residual.

Fundamentos de la citorreducción

La máxima extirpación de tumor permite mejorar la efectividad de la quimioterapia, prolongando la sobrevida. Se fundamenta en:

- 1.

La disminución de la carga tumoral favorece el pasaje celular a etapas de mayor proliferación celular y, por lo tanto, de mayor sensibilidad a la quimioterapia.

- 2.

Elimina masas tumorales mal vascularizadas, con baja oxigenación y menor fase de crecimiento, donde la quimioterapia tiene menor acción. La mala vascularización, además, produce la difícil llegada de las drogas a esos tejidos.

- 3.

La remoción de grandes masas lleva a un mejor estado de inmunocompetencia.

- 4.

La extracción de grandes masas mejora el funcionamiento intestinal, el estado general y la sobrevida, y disminuye el catabolismo.

Categorías de citorreducción:

- -

Citorreducción completa u óptima: no se identifica tumor visible, luego de la cirugía primaria.

- Citorreducción subóptima: enfermedad residual macroscópica.

Técnica quirúrgica

Incisión mediana xifopubiana: abierto el peritoneo, si hubiese ascitis, se recolecta para el estudio citológico; y en su ausencia, se procede con el mismo fin al lavado peritoneal de la pelvis, las goteras paracólicas derecha e izquierda y las zonas subdiafragmáticas derecha e izquierda. Luego, se explora la pelvis y el abdomen, evaluando la ubicación y extensión de la enfermedad.

El objetivo final, de ser posible, es extirpar las masas tumorales en forma completa. Esto incluye la histerectomía total con la salpingo-ooforectomía bilateral y la omentectomía total hasta la curvatura mayor del estómago. La linfadenectomía pelviana y paraaórtica se realiza en caso de citorreducción completa.

La resección del apéndice se justifica en los tumores mucinosos y es discutida en el resto. Se extirpa todo órgano comprometido por la enfermedad, con el fin de lograr la ausencia de enfermedad macroscópica, con la menor morbi-mortalidad. De no ser posible la cirugía óptima, se llevará a cabo una cirugía paliativa a fin de evitar, entre otras cosas, una posible oclusión intestinal. En algunos centros se practica la citorreducción en la cavidad torácica o algún otro tipo de resección extraabdominal para lograr la citorreducción macroscópica.

Procedimientos que pueden incluirse en una citorreducción de cáncer de ovario avanzado:

- Resección intestinal
- Peritonectomía diafragmática o de otro sitio peritoneal
- Esplenectomía
- Hepatectomía parcial
- Colecistectomía
- Gastrectomía parcial
- Cistectomía parcial
- Ureteroneocistotomía
-

Pancreatectomía distal

Es muy importante cuantificar la extensión de la enfermedad inicial y residual, y documentarla con detalles en el parte quirúrgico. Las pacientes con citorreducción completa primaria son candidatas potenciales para la quimioterapia intraperitoneal (IP) y en estas pacientes se debe considerar la colocación de un catéter IP en la cirugía inicial.

Se han señalado algunas contraindicaciones para la realización de este esfuerzo quirúrgico "máximo", como: bajo *performance status* (Karnofsky < 40), compromiso de la raíz mesentérica, compromiso de vísceras extraabdominales, metástasis múltiples en el parénquima hepático y carcinomatosis serosa masiva intestinal. De todas maneras, a medida que evoluciona la cirugía para CEO avanzado, algunas de estas contraindicaciones pueden perder vigencia.

Citorreducción secundaria

Aproximadamente el 70-80% de las pacientes con diagnóstico de CEO tiene una recurrencia después de recibir una quimioterapia de primera línea basada en platino y taxanos.

Según el Segundo Consenso sobre CEO, llevado a cabo en 1998, la recurrencia se define por la presencia de al menos dos de los siguientes criterios:

- -

Síntomas que sugieran enfermedad (dolor abdominal, distensión, etc.).

- Evidencia clínica o radiológica de enfermedad.
- Elevación progresiva del CA 125 confirmado por duplicado, según los criterios del Intergrupo de Cáncer Ginecológico (GCIG).

Los abordajes quirúrgicos para el tratamiento de mujeres con cáncer epitelial de ovario recurrente son en general paliativos (destinados a prolongar la supervivencia y calidad de vida). La mayoría de las recurrencias ocurren dentro del abdomen y son, por lo tanto, potencialmente pasibles de cirugía. El beneficio de este tipo de procedimiento se aclarará con ensayos aleatorizados que están actualmente en marcha.

Candidatas posibles a cirugía de citorreducción secundaria:

- Intervalo libre de progresión de al menos 12 meses.
- Potencial resecabilidad de toda la masa tumoral (nódulos aislados resecables, no más de 3 en lo posible).
- Respuesta a la quimioterapia de primera línea.
- Buen *performance status*.

- Antecedente de cirugía primaria completa u óptima.

- No ascitis.

Cirugía del intervalo (CI)

Es la cirugía primaria que se realiza luego de la quimioterapia neoadyuvante (generalmente 3 ciclos). Requiere una biopsia previa (punción por aguja fina -PAAF- o paracentesis). Luego de la intervención quirúrgica, se completa con quimioterapia.

Se puede considerar este procedimiento en tumores muy voluminosos estadios III y IV, donde no hay acceso a un ginecólogo oncólogo, siendo lo ideal la derivación a un centro especializado.

El objetivo de la CI es el mismo que el de la cirugía primaria tradicional con iguales procedimientos. Para ello, se va a requerir del ginecólogo oncólogo. El beneficio terapéutico de la CI es controvertido y el estándar de tratamiento es la cirugía primaria tradicional, no la CI.

Tratamiento sistémico del CEO avanzado, trompa y peritoneal primario

Estadios IIC - IV

La estrategia terapéutica recomendada actualmente para el tratamiento del CEO avanzado (IIC-IV) es la cirugía citorreductora óptima, seguida por 6 ciclos de paclitaxel y carboplatino.

Tres estudios randomizados compararon la combinación de paclitaxel-cisplatino *vs.* paclitaxel-carboplatino y no observaron diferencias en la sobrevida libre de progresión (SLP). Los perfiles de toxicidad y tolerabilidad fueron mejores en los brazos de combinación con carboplatino.

De acuerdo con la 4th Ovarian Cancer Consensus Conference, el tratamiento estándar debe incluir paclitaxel (175mg/m^2) y carboplatino (AUC 5 - 6) cada 3 semanas durante 6 ciclos. Es decir, la opción estándar para estas pacientes es recibir quimioterapia adyuvante, siendo el esquema a utilizar de 6 ciclos (1 cada 21 días) de paclitaxel + carboplatino o paclitaxel + cisplatino.

Para las pacientes con alergia al paclitaxel, la alternativa es doxorubicina liposomal pegilada + carboplatino (guías GEICO [Grupo Español de Investigación en Cáncer de Ovario, ESMO], 2013).

El tratamiento con docetaxel + carboplatino es útil en pacientes con neuropatía periférica: 6 ciclos (1 cada 21 días).

-

Doxorubicina liposomal pegilada + carboplatino (6 ciclos: 1 cada 21 días).

-

Docetaxel + carboplatino (6 ciclos: 1 cada 21 días).

La quimioterapia intraperitoneal (IP)

Tiene ciertas ventajas clínicas y farmacológicas sobre la quimioterapia intravenosa en pacientes con CEO limitado a la cavidad abdominal que han sido sometidas a una cirugía citorreductora óptima. Tres grandes estudios randomizados han encontrado mejorías en la SLP y la sobrevida total (ST), siendo el más importante el GOG-172 (2006, actualización 2013). Varios metaanálisis y revisiones sistemáticas han confirmado categóricamente los resultados en términos de beneficios en la SLP y la ST, aunque muestran un incremento de la toxicidad. Por estas dificultades, la IP puede ser una opción solamente para pacientes seleccionadas en centros seleccionados.

- -

Quimioterapia intraperitoneal: paclitaxel IV día 1, cisplatino IP (intraperitoneal) día 2, paclitaxel IP día 8 cada 3 semanas, por 6 ciclos.

Régimen de dosis densa

Un estudio efectuado en Japón evaluó la administración semanal (dosis densa) de paclitaxel en pacientes con cáncer de ovario avanzado. En el estudio fase III se observó una mejoría estadísticamente significativa en la SLP (28 vs. 17,2 meses; p = 0,015) a favor del brazo de dosis densa. Luego de un seguimiento a largo plazo (media: 6,4 años) se continuó observando una mejoría altamente significativa en la media de SLP, a favor del grupo de dosis densa comparado con el grupo de tratamiento convencional, como así también un beneficio en la ST a 5 años.

- -

Densidad de dosis: paclitaxel 80mg/m² semanal los días 1, 8, 15 y carboplatino el día 1, cada 21 días por 6 ciclos.

Antiangiogénicos

Dos estudios fase III (GOG-218 e ICON-7) han mostrado que el bevacizumab puede ser beneficioso cuando se lo agrega al tratamiento estándar con paclitaxel y carboplatino en el tratamiento de primera línea del cáncer de ovario. Ambos estudios cumplieron la variable principal (*end-point* primario). En el GOG-218 la administración de bevacizumab en forma concurrente con la quimioterapia, seguido por una fase de mantenimiento con bevacizumab, se asoció con un incremento significativo de la media de SLP: de 10,3 hasta 14,1 meses (HR 0,71; IC 95%: 0,625 a 0,824; p < 0,001). En el ICON-7, la media de SLP fue de 17,3 meses en el grupo de tratamiento estándar y de 19 meses en el grupo de bevacizumab (HR 0,81; IC 95%: 0,70 a 0,94; p = 0,004).

Con respecto a la tolerabilidad, la principal toxicidad asociada a la administración de bevacizumab fue la hipertensión arterial de grado 2 o superior, en el 22,9 y 18,9% de los pacientes en los estudios GOG-218 e ICON-7, respectivamente. No se observaron diferencias significativas en las tasas de otros eventos adversos.

- Paclitaxel + carboplatino + bevacizumab 15mg/kg cada 3 semanas por 6 ciclos. Mantenimiento con bevacizumab por/hasta 22 ciclos (15 meses).

En Argentina, la Administración Nacional de Medicamentos, Alimentos y Tecnología (ANMAT) para la primera línea autoriza el empleo de bevacizumab en combinación con carboplatino y paclitaxel durante 6 ciclos de tratamiento, seguido de uso constante de bevacizumab en monoterapia hasta la progresión de la enfermedad, una toxicidad inaceptable o un máximo de 15 meses. La dosis recomendable es de 15mg/kg de peso corporal una vez cada 3 semanas en infusión intravenosa.

Consideraciones sobre quimioterapia neoadyuvante (QNA)

La QNA está indicada ante la imposibilidad de una resección quirúrgica adecuada, siendo en algunos grupos tema de controversia.

Debería estar reservada para las pacientes que no pueden tolerar la cirugía citorreductora primaria y/o para cuando no es factible una óptima citorreducción después de una adecuada evaluación realizada por un equipo quirúrgico bien entrenado.

Tratamiento para el cáncer de ovario recurrente

Aproximadamente el 70-80% de las pacientes con diagnóstico de CEO tienen una recurrencia después de la quimioterapia de primera línea basada en platino y taxanos. Se considera paciente que recae:

- Dentro de los 6 meses: platino resistente.
- Dentro de los 6-12 meses: platino parcialmente sensibles.
- Después de los 12 meses: platino sensible.

Los tratamientos a considerar son:

- Para paciente platino-resistente, se recomienda agente único sin platino, por ejemplo gemcitabina, doxorubicina liposomal pegilada (DLP), paclitaxel semanal y topotecan.

- Para paciente parcialmente-sensible, se mantienen las opciones de quimioterapia utilizadas en platino sensible, aunque se ha visto beneficio con el esquema trabectedina + doxorubicina liposomal pegilada (estudio OVA 301).

- Para paciente platino-sensible, dado que no hay una combinación que pueda ser considerada superior en términos de eficacia, se debe repetir un esquema de combinación con platino, en función de sus perfiles de toxicidad, paclitaxel +

carboplatino (ICON 4, AGO-OVAR 2.2), gemcitabina + carboplatino (AGO-OVAR 2.5), doxorubicina liposomal pegilada + carboplatino (Calypso), gemcitabina + carboplatino + bevacizumab (mantenimiento) (OCEANS).

En Argentina, la ANMAT autoriza el empleo de bevacizumab en la enfermedad recurrente con carboplatino y gemcitabina durante 6 a 10 ciclos, seguido de mantenimiento con bevacizumab en monoterapia hasta la progresión de la enfermedad, a una dosis recomendada de 15mg/kg una vez cada 3 semanas en infusión intravenosa.

Radioterapia (RT) en el CEO avanzado

Actualmente la quimioterapia luego de la cirugía es el tratamiento estándar en este tipo de pacientes, ya que no hay trabajos en curso que evalúen solo la RT posoperatoria.

La RT con criterio de rescate o paliativo ha logrado gran alivio sintomático del dolor pélvico y óseo, así como en otros síntomas de enfermedad difusa (sangrado, edema, obstrucción intestinal).

Su uso después de la cirugía en las metástasis aisladas de cerebro ha logrado excelentes resultados, con sobrevidas (en algunos casos) superiores a los 3 años.

Seguimiento

Las pacientes tratadas por un carcinoma de ovario avanzado serán controladas cada 3 meses durante los dos primeros años posteriores a su terapéutica inicial. Luego, el período se extenderá a 6 meses hasta los 5 años, para finalmente pasar a ser anual.

En cada control se efectuará examen físico y ginecológico completo, análisis de rutina y dosaje del marcador específico (optativo). Los estudios por imágenes de mayor complejidad (RM y TC) se solicitarán anualmente o ante la sospecha de recurrencia. Se realizará examen mamario cada 6 meses con mamografía anual.

El seguimiento intensivo no ha mostrado utilidad para mejorar la supervivencia global.

Se ha sugerido que el estudio de PET/TC es útil en las pacientes asintomáticas con aumento del marcador y sin evidencia de imágenes en estudios convencionales, y en la evaluación de la estrategia quirúrgica en la citorreducción de la recurrencia.

Tumores malignos menos frecuentes del ovario Tumores de células germinales

Son tumores derivados de las células germinales primitivas de la gónada. Pueden ser benignos o malignos, y comprenden del 20 al 25% de todos los tumores del ovario. Representan menos del 5% de todos los cánceres de ovario y surgen principalmente en mujeres jóvenes de entre 10 y 30 años, causando el 70% de las neoplasias a este grupo etario.

Dada la edad en la que suelen aparecer, la decisión en cuanto a la extensión de la resección quirúrgica depende del balance entre el riesgo de recaída y el deseo de preservar la fertilidad.

Son tumores de crecimiento rápido, unilaterales y suelen diagnosticarse en estadios precoces. Se diseminan por extensión directa en la superficie peritoneal, por vía hematógena (pulmón y parénquima hepático) y linfática. La diseminación hematógena y linfática es comparativamente más frecuente que en los epiteliales.

Signos y síntomas

A diferencia de los tumores epiteliales, cuya sintomatología suele ser inespecífica y tardía, estos tumores suelen presentar signos y síntomas precoces:

- Dolor abdominal agudo
- Dolor abdominal crónico
- Masa asintomática
- Sangrado vaginal anormal
- Distensión abdominal

Estos síntomas suelen asociarse con el rápido crecimiento de las masas abdominales, que pueden causar dolor por torsión o por rotura de la cápsula y el hemoperitoneo.

Algunas pacientes portadoras de tumores que secretan gonadotrofinas coriónicas pueden presentar pubertad precoz.

Las variedades histológicas de los tumores de células germinales son las siguientes (Organización Mundial de la Salud -OMS- 2014):

- Disgerminoma
- Tumor del seno endodérmico
- Carcinoma embrionario
- Coriocarcinoma no gestacional
- Teratoma maduro
- Teratoma inmaduro
- Tumores mixtos

Tratamiento quirúrgico

La cirugía de estadificación y citorreducción es la misma que la FIGO recomienda para los tumores epiteliales. No estaría aconsejado como rutina la linfadenectomía lumbo-aórtica y pelviana de estadificación en este grupo de pacientes. Como se mencionó, la mayoría de las veces se trata de pacientes jóvenes y sin paridad cumplida, por lo que hay que tener muy en cuenta los hallazgos intraoperatorios para decidir el tipo de cirugía. El 60% de las pacientes se presenta en estadios I, por lo que la cirugía de conservación de la fertilidad puede efectuarse en la mayoría de los casos.

Se debe realizar una inspección meticulosa del ovario contralateral a fin de asegurar su indemnidad y reservar la biopsia para los ovarios de aspecto anormal, ya que está demostrado que la biopsia en cuña conspira contra la preservación de la fertilidad.

En los casos de enfermedad avanzada, se deben seguir los mismos principios que los descritos para los CEO, pero como se trata de tumores altamente quimiosensibles, hay que medir los riesgos de una citorreducción agresiva.

Tumores derivados del estroma y los cordones sexuales

Son tumores poco frecuentes que se asocian generalmente con buen pronóstico y progresión lenta. Se dan más comúnmente en mujeres adolescentes y en edad reproductiva. Por su estirpe, pueden producir hormonas esteroides, por lo que las manifestaciones de un exceso de andrógenos o estrógenos pueden estar presentes al momento del diagnóstico (pubertad precoz, hirsutismo, hiperplasia endometrial, carcinoma de endometrio, etc.).

Se clasifican según su estirpe histológica como (OMS, 2013):

- *Tumores del cordón sexual – estroma*
  - Tumores estromales puros
    - Fibroma
    - Fibroma celular
    - Tecoma luteinizado asociado con peritonitis esclerosante
    - Fibrosarcoma
    - Tumor esclerosante estromal
    - Tumor esclerosante células en anillo de sello
    - Tumor estromal microquístico

- Tumor de células de Leydig
- Tumor de células de Sertoli
- Tumor de células esteroides maligno
  - Tumores del cordón sexual puros
- Tumor de células de la granulosa en el adulto
- Tumor de células de la granulosa juvenil
- Tumor de células de Sertoli
- Tumor del cordón sexual con túbulos anulares
  - *Tumores del cordón sexual – estroma mixtos*
    - Tumores de células de Sertoli – Leydig

Bien diferenciado

- ∙

Moderadamente diferenciado

- ○

con elementos heterólogos

- ∙

Poco diferenciado

- ○

con elementos heterólogos

- ∙

Retiforme

- ○

con elementos heterólogos

- ○

Tumor del cordón sexual estroma, NOS

- *Tumores de células de la granulosa*: ocurren en el 70% de los tumores derivados del estroma. Suelen presentarse como masas tumorales voluminosas con un tumor anexial unilateral, sólido multiloculado, amarillento o hemorrágico, que puede acompañarse de hemoperitoneo (5 al 15%). Es común que aumenten los niveles séricos de CA-125 e inhibina B.

Se distinguen dos subtipos:

- Forma juvenil: se diagnostica generalmente en la adolescencia, por lo que hay que prestarle atención al aspecto reproductivo en la planificación terapéutica.

- Forma adulta: ocurre más frecuentemente en mujeres de mediana edad. Este subtipo tiende a tener una menor tasa proliferativa que el de tipo juvenil y un mayor riesgo de recurrencias tardías.

- *Sertoli-Leydig:* abarca los tumores constituidos por células de Sertoli o de Leydig solamente, o por ambas. Afecta a mujeres en las primeras dos décadas de la vida. Generalmente se los diagnostica en estadio I y tienen una supervivencia cercana al 100%. Aumentan los niveles séricos de alfafetoproteína (AFP), testosterona e inhibina B.

Tratamiento quirúrgico

El tratamiento es esencialmente quirúrgico, teniendo en cuenta los mismos principios de estadificación de los tumores epiteliales. Se podría omitir la linfadenectomía pelviana y lumboaórtica, debido a que su compromiso es excepcional.

En pacientes con deseo de preservación de la fertilidad estadio IA, se podría considerar el tratamiento conservador con la anexectomía unilateral y seguimiento estricto y prolongado.

Tumores germinales

Disgerminoma	Quimioterapia (QT)
Estadio	
IA	Control
IB-IC	QT
IIA-IV	QT
Teratoma inmaduro	Quimioterapia (QT)
Estadio	
IAG1	Control
EIA-G2-G3	QT
EIB-IC	QT
EIIA-IV	QT

Tratamiento sistémico en tumores no epiteliales

La mayoría de los tumores germinales se diagnostican en estadios iniciales (60-70%). Los regímenes basados en platino han sido el tratamiento de elección en la última década, siendo el esquema BEP (bleomicina, etopósido y cisplatino) el más ampliamente usado con tres ciclos en la enfermedad totalmente resecada y cuatro a cinco ciclos (bleomicina debe omitirse para reducir el riesgo de toxicidad

Es muy importante recordar que las patologías poco frecuentes deberían preferentemente ser referidas a centros de experiencia para su tratamiento.

Anexo 1

Clasificación FIGO 2014

ESTADIO I: tumor confinado a los ovarios o trompas de Falopio.	**T1-N0-M0**
* **IA:** tumor limitado a un ovario (cápsula intacta) o trompa de Falopio; sin tumor en la superficie del ovario o la trompa; sin células malignas en líquido ascítico o lavado peritoneal.	**T1a-N0-M0**
* **IB:** tumor limitado a ambos ovarios (cápsula intacta) o trompas; sin tumor en la superficie del ovario o la trompa; sin células malignas en líquido ascítico o lavado peritoneal.	**T1b-N0-M0**
*__IC:__ tumor limitado a uno o ambos ovarios o trompas, con cualquiera de los siguientes:	
-IC1: ruptura del tumor durante el acto quirúrgico.	**T1c1-N0-M0**
-IC2: ruptura capsular previa a la cirugía o tumor en la superficie de ovario o trompas.	**T1c2-N0-M0**
-IC3: células malignas en el líquido de ascitis	**T1c3-N0-**

o lavado peritoneal. **M0**

ESTADIO II: tumor que compromete uno o ambos ovarios o trompas de Falopio CON compromiso pelviano (por debajo del anillo pelviano) o carcinoma primario peritoneal. **T2-N0-M0**

***IIA:** extensión y/o múltiples implantes en útero y/o ovarios y/o trompas de Falopio. **T2a-N0-M0**

***IIB:** extensión a otros órganos pelvianos intraperitoneales. **T2b-N0-M0**

ESTADIO III: tumor que compromete uno o ambos ovarios o trompas de Falopio, o carcinoma primario peritoneal; CON diseminación (confirmada cito o histológicamente) fuera de la pelvis y/o metástasis en los ganglios linfáticos retroperitoneales.

*** IIIA1:** solamente compromiso ganglionar retroperitoneal (confirmado cito o histológicamente):

-III A1 (i): metástasis de hasta 10mm en su diámetro máximo.

-III A2 (ii): metástasis mayor de 10mm en su diámetro máximo. **T1/T2-N1-M0**

***IIIA2:** compromiso microscópico del peritoneo extrapelviano (por encima del anillo pelviano), con o sin ganglios linfáticos retroperitoneales **T3a2-N0/N1-M0**

positivos.

*IIIB: compromiso macroscópico del peritoneo extrapelviano de hasta 2cm de diámetro máximo, con o sin ganglios linfáticos retroperitoneales positivos. **T3b-N0/N1-M0**

*IIIC: compromiso macroscópico del peritoneo extrapelviano mayor de 2cm de diámetro máximo, con o sin ganglios linfáticos retroperitoneales positivos (incluye compromiso tumoral de la cápsula hepática o esplénica sin compromiso intraparenquimatoso de ninguno de estos órganos). **T3c-N0/N1-M0**

ESTADIO IV: metástasis a distancia, excluyendo metástasis peritoneales.

*IVA: derrame pleural con citología positiva.

*IVB: metástasis parenquimatosas y metástasis en órganos extrapelvianos (incluyendo ganglios inguinales y ganglios linfáticos fuera de la cavidad abdominal). **Cualquier T, cualquier N, M1**

Anexo 2

Clasificación de los tumores del ovario (OMS, 2014)

TUMORES EPITELIALES

* Tumores serosos

- Benigno

° Cistoadenoma seroso

° Adenofibroma seroso

° Papiloma superficial seroso

- *Borderline*

° Tumor seroso *borderline*/tumor seroso proliferante atípico

° Tumor seroso *borderline* variante micropapilar/ carcinoma seroso no invasor de bajo grado

- Maligno

° Carcinoma seroso de bajo grado

° Carcinoma seroso de alto grado

*Tumores mucinosos

- Benigno

° Cistoadenoma mucinoso

° Adenofibroma mucinoso

- *Borderline*

° Tumor mucinoso *borderline*/tumor mucinoso proliferante atípico

- Maligno

° Carcinoma mucinoso

* **Tumores endometrioides**

- Benigno

° Quiste endometriósico

° Cistoadenoma endometrioide

° Adenofibroma endometrioide

- *Borderline*

° Tumor endometrioide *borderline*/ tumor endometrioide proliferante atípico

- Maligno

° Carcinoma endometrioide

***Tumores de células claras**

- Benigno

° Cistoadenoma de células claras

° Adenofibroma de células claras

- *Borderline*

° Tumor de células claras *borderline*/ tumor de células claras proliferante atípico

- Maligno

°Carcinoma de células claras

* Tumores Brenner

- Benigno

° Tumor de Brenner

- *Borderline*

° Tumor de Brenner *borderline*/ tumor Brenner proliferante atípico

- Maligno

° Tumor de Brenner maligno

*Tumores seromucinosos

- Benigno

° Cistoadenoma seromucinoso

° Adenofibroma seromucinoso

- *Borderline*

° Tumor seromucinoso *borderline*/ tumor seromucinoso proliferante atípico

- Maligno

° Carcinoma seromucinoso

*Carcinoma indiferenciado

TUMORES MESENQUIMÁTICOS

- Sarcoma del estroma endometrial de bajo grado

- Sarcoma del estroma endometrial de alto grado

TUMORES MIXTOS EPITELIALES Y MESENQUIMÁTICOS

- Adenosarcoma

- Carcinosarcoma

TUMORES DEL CORDÓN SEXUAL - ESTROMA

- Tumores estromales puros

° Fibroma

° Fibroma celular

° Tecoma luteinizado asociado con peritonitis esclerosante

° Fibrosarcoma

° Tumor esclerosante estromal

° Tumor esclerosante células en anillo de sello

° Tumor estromal microquístico

° Tumor de células de Leydig

° Tumor de células de Sertoli

° Tumor de células esteroides maligno

- Tumores del cordón sexual puros

° Tumor de células de la granulosa en el adulto

° Tumor de células de la granulosa juvenil

° Tumor de células de Sertoli

° Tumor del cordón sexual con túbulos anulares

- Tumores del cordón sexual – estroma mixtos

° Tumores de células de Sertoli – Leydig

Bien diferenciado

Moderadamente diferenciado con elementos heterólogos

Poco diferenciado con elementos heterólogos

Retiforme con elementos heterólogos

° Tumor del cordón sexual estroma, NOS

TUMORES DE CÉLULAS GERMINALES

- Disgerminoma

- Tumor del seno endodérmico

- Carcinoma embrionario

- Coriocarcinoma no gestacional

- Teratoma maduro

- Teratoma inmaduro

- Tumores mixtos

TERATOMAS MONODÉRMICOS Y TUMORES DE TIPO SOMÁTICO DERIVADOS DE UN QUISTE DERMOIDE

- Estruma ovárico benigno

- Estruma ovárico maligno

- Carcinoide

° Estruma carcinoide

° Carcinoide mucinoso

- Tumores de tipo neuroectodérmico

- Tumores sebáceos

° Adenoma sebáceo

° Carcinoma sebáceo

- Otros teratomas monodérmicos raros

- Carcinomas

° Carcinoma escamoso

° Otros

TUMORES GERMINALES – TUMORES ESTROMALES DEL CORDÓN SEXUAL

- Gonadoblastoma, incluye gonadoblastoma con tumor germinal maligno

- Tumor mixto germinal y del estroma del cordón sexual, inclasificado

TUMORES MISCELÁNEOS

- Tumor de la *rete ovarii*

° Adenoma de la *rete ovarii*

° Adenocarcinoma de la *rete ovarii*

- Tumor wolffiano

- Carcinoma de células pequeñas, de tipo hipercalcémico

- Carcinoma de células pequeñas, de tipo pulmonar

- Tumor de Wilms

- Paraganglioma

- Neoplasia sólida pseudopapilar

TUMORES MESOTELIALES

- Tumor adenomatoide

- Mesotelioma

TUMORES DE PARTES BLANDAS

- Myxoma

- Otros

LESIONES SÍMIL TUMOR

- Quiste folicular

- Quiste del cuerpo lúteo

- Quiste folicular luteinizado solitario

- Hiperreacción luteínica

- Luteoma del embarazo

- Hiperplasia estromal

- Hipertecosis estromal

- Fibromatosis

- Edema masivo

- Hiperplasia de células de Leydig

- Otros

TUMORES LINFOIDES Y MIELOIDES

- Linfomas

- Plasmocitoma

- Neoplasia mieloide

TUMORES SECUNDARIOS

Anexo 3

Modelo recomendado de protocolo anatomopatológico

A continuación se incluyen los aspectos anatomopatológicos que deben constar en el informe definitivo en los tumores malignos del ovario:

Macroscopía

* Tipo de resección quirúrgica: quistectomía, ooforectomía, anexectomía, etc.

* Localización

- derecho

- izquierdo

- bilateral

* Tamaño tumoral (tres dimensiones en cm:.....x.....x......cm)

* Características de la cápsula

- Adherencias

- Ruptura: espontánea / quirúrgica

- Presencia de infiltración macroscópica: focal / extensa

- Presencia de papilas

- Presencia de implantes superficiales

* Superficie de corte del tumor

- Componente sólido: ausente / mínimo (< 10%) / extenso / total

- Componente quístico: ausente / un lóculo / muchos / más de 100

- Reblandecimiento: ausente / mínimo (< 10%) / extenso / total

* Características del contenido quístico

- Líquido seroso / hemorrágico / mucinoso / achocolatado / purulento / pilosebáceo

Microscopía

Tumor Ovárico - tipo histológico

Grado de diferenciación (tumores epiteliales)

Grado histológico

- G1: bien diferenciado (5% o menos de patrón sólido)

- G2: moderadamente diferenciado (6 - 50% o menos de patrón sólido)

- G3: poco diferenciado (más de 50% de patrón sólido)

Atipia citológica (grado nuclear)

- GN1: leve atipia

- GN2: moderada atipia

- GN3: marcada atipia

Índice mitótico (dependiente del tipo histológico)

- GM1: escaso número de mitosis (0 a 9)

- GM2: moderado número de mitosis (10 a 19)

- GM3: elevado número de mitosis (más de 20)

Necrosis tumoral: presente / ausente

Tipo: coagulativa / colicuativa

Invasión histológica de la cápsula: ausente / presente (focal / extensa)

Compromiso vascular: ausente / presente: linfático / venoso / arterial

Infiltración perineural: ausente / presente

Cambios no neoplásicos

- Luteinización del estroma

- Endometriosis

- Nódulos murales

- Granulomas, etc.

Implantes extraováricos

Tipo

* superficiales (no invasores)

- epiteliales

- desmoplásicos

- ambos

* profundos (invasores)

* ambos

* ausentes

Localización

* subdiafragmática

- hígado

- estómago

- epiplón

* peritoneo abdominal -peritoneo pélvico:

- pared

- fondo de saco

- ligamento falciforme

- ligamento útero sacro

* serosa intestinal

- mesenterio

- intestino delgado

- intestino grueso

- apéndice cecal

* útero

- serosa

- miometrio subseroso

* trompa de Falopio

- pared

- serosa

- mesosálpinx

* ligamento ancho

* retroperitoneo

Ganglios linfáticos

Consignar: ausencia / presencia (n.° de ganglios comprometidos / total)

Ilíacos externos - derechos / izquierdos

obturador

ilíaco común

pélvico aórtico

inguinal

Compromiso de otros órganos extirpados

Útero (cuerpo–cuello)

Epiplón

Anexo contralateral

Líquido de derrame o lavado cavitario ascitis (> 100cm^3)

- ausente

- presente

Líquido de lavado de la cavidad abdominal

- peritoneales

- diafragmático

- abdominal: derecho / izquierdo

- pélvico

Líquido de derrame pleural

- ausente

- presente

Estudios especiales

- Inmunohistoquímica: en caso de ser necesario, consignarlo.

Notas aclaratoria. Muestreo: en todos los casos se deben

obtener 2 tacos por cm de diámetro mayor del tumor.

www.ingramcontent.com/pod-product-compliance
Lightning Source LLC
Chambersburg PA
CBHW070947220526
45471CB00007B/2925